Peter Kobelt

Nahrungsregulation durch ausgewählte gastrointestinale Peptidhormone

Peter Kobelt

Nahrungsregulation durch ausgewählte gastrointestinale Peptidhormone

Regulation der Nahrungsaufnahme

Südwestdeutscher Verlag für Hochschulschriften

Impressum / Imprint

Bibliografische Information der Deutschen Nationalbibliothek: Die Deutsche Nationalbibliothek verzeichnet diese Publikation in der Deutschen Nationalbibliografie; detaillierte bibliografische Daten sind im Internet über http://dnb.d-nb.de abrufbar.

Alle in diesem Buch genannten Marken und Produktnamen unterliegen warenzeichen-, marken- oder patentrechtlichem Schutz bzw. sind Warenzeichen oder eingetragene Warenzeichen der jeweiligen Inhaber. Die Wiedergabe von Marken, Produktnamen, Gebrauchsnamen, Handelsnamen, Warenbezeichnungen u.s.w. in diesem Werk berechtigt auch ohne besondere Kennzeichnung nicht zu der Annahme, dass solche Namen im Sinne der Warenzeichen- und Markenschutzgesetzgebung als frei zu betrachten wären und daher von jedermann benutzt werden dürften.

Bibliographic information published by the Deutsche Nationalbibliothek: The Deutsche Nationalbibliothek lists this publication in the Deutsche Nationalbibliografie; detailed bibliographic data are available in the Internet at http://dnb.d-nb.de.

Any brand names and product names mentioned in this book are subject to trademark, brand or patent protection and are trademarks or registered trademarks of their respective holders. The use of brand names, product names, common names, trade names, product descriptions etc. even without a particular marking in this works is in no way to be construed to mean that such names may be regarded as unrestricted in respect of trademark and brand protection legislation and could thus be used by anyone.

Coverbild / Cover image: www.ingimage.com

Verlag / Publisher:
Südwestdeutscher Verlag für Hochschulschriften
ist ein Imprint der / is a trademark of
AV Akademikerverlag GmbH & Co. KG
Heinrich-Böcking-Str. 6-8, 66121 Saarbrücken, Deutschland / Germany
Email: info@svh-verlag.de

Herstellung: siehe letzte Seite /
Printed at: see last page
ISBN: 978-3-8381-3699-8

Zugl. / Approved by: Charite-Universitätsmedationizin, Habilitation, 2012

Copyright © 2013 AV Akademikerverlag GmbH & Co. KG
Alle Rechte vorbehalten. / All rights reserved. Saarbrücken 2013

Inhaltsverzeichnis

1. Einleitung 3
   1.1 Die „Brain-Gut" Achse 3
   1.2 Das gastrointestinale Peptidhormon Ghrelin 3
   1.3 Molekularer Aufbau und Syntheseorte von Ghrelin 4
   1.4 Desacyl-Ghrelin 6
   1.5 Zentralnervöse Wirkungsorte von Ghrelin 7
   1.6 Die gastrointestinalen Peptidhormone Cholecystokinin und Bombesin 8
   1.7 Das Ziel der hier vorgestellten Forschungsarbeiten 10

2. Eigene Arbeiten 12
   2.1 Peripheres CCK unterdrückt die orexigene Wirkung von peripherem Ghrelin 12
   2.2 Bombesin aber nicht Amylin blockiert die durch peripheres Ghrelin induzierte Nahrungsaufnahme dosisabhängig in Ratten 15
   2.3 Desacyl-Ghrelin blockiert die Ghrelin induzierte Nahrungsaufnahme in Ratten 18
   2.4 Das Verteilungsmuster von Nesfatin-1 und phospho-mTOR im Nucleus arcuatus 20
   2.5 Das Anti-Ghrelin Spiegelmer L-NOX-B11 hemmt den orexigenen Effekt von peripherem Ghrelin 22

4. Diskussion 25

5. Zusammenfassung 30

6. Literatur 32

7. Tierversuchsgenehmigungen 46

8. Abkürzungsverzeichnis 47

9. Danksagung 48

"The important thing in science is not so much to obtain new facts as to discover new ways of thinking about them"

Sir William Bragg (1862-1942)

1. Einleitung

1.1 Die „Brain-Gut" Achse

Die Integration von gastrointestinalen Funktionen sowie homöostatische Prozesse zur Nahrungsaufnahme im Säuger-Organismus werden partiell durch einen bidirektionalen Informationsfluss zwischen Gehirn und Gastrointestinaltrakt gewährleistet. Hierbei modulieren efferente Verbindungen des Gehirns die Verdauungsfunktionen im Organismus und *vice versa* modulieren auch afferente Einflüsse aus dem Gastrointestinaltrakt neurophysiologische Prozesse im Gehirn. Die Verbindungsachse zwischen Gehirn und dem Gastrointestinaltrakt wird als „Brain-Gut" Achse (Hirn-Darm-Achse) bezeichnet.

In den letzten Jahrzehnten zeigte sich, dass autonome Gehirnkerne eine wichtige Bedeutung für das Nahrungsaufnahmeverhalten im Säuger besitzen. Die Aktivität von Neuronen dieser Gehirnkerne kann durch nervale Einflüsse, oder aber direkt durch humorale Faktoren aus der Peripherie des Körpers, beeinflusst werden. Bei diesen regulativen Vorgängen leisten Peptidhormone, die im Verdauungssystem freigesetzt werden, einen Beitrag zur Aufrechterhaltung der Energiehomöostase im Organismus.

1.2 Das gastrointestinale Peptidhormon Ghrelin

Boyers und Mitarbeiter modifizierten in den frühen 80 Jahren des letzten Jahrhunderts das Opiat Methionin-Enkephalin mit dem pharmakologischen Ziel, die Freisetzung des Wachstumshormons *in vitro* zu verbessern (1). In den darauf folgender Jahren wurden weitere Peptide und Nicht-Peptide synthetisiert, welche zu einer deutlich verbesserten Wachstumshormon-Ausschüttung führten (2-4). Peptide oder Nicht-Peptide, die eine Freisetzung des Wachstumshormons stimulieren, werden als sogenannte *Growth-Hormone-Secretagogues* (GHS) klassifiziert. GHS wirken über den *Growth Hormone*

Secretagogue-Receptor (GHS-R). Der GHS-R liegt in zwei molekularen Varianten vor, dem GHS-R1a sowie dem GHS-R1b; beide sind G-Protein-gekoppelte Rezeptoren (5). GHS-R wurden in zahlreichen peripheren Organen und Geweben nachgewiesen (6;7). Im Gehirn konnte der GHS-R in der Hypophyse sowie im Hypothalamus detektiert werden (8). Synthetische *Growth-Hormone-Secretagogues* waren bis zur Entdeckung von Ghrelin die einzigen Moleküle, die pharmakologisch mit dem GHS-Rezeptor interagierten. Ein entsprechender endogener und damit natürlicher Ligand im Organismus war hingegen unbekannt. Durch den Einsatz von GHS-R exprimierenden Zellen konnte Kojima *et al.* im Jahr 1999 den natürlichen Ligand aus dem Magen der Ratte isolieren (9). Der natürliche endogene Ligand war ein Peptid, das den Namen Ghrelin erhielt. Eine der wesentlichen physiologischen Eigenschaften dieses Peptids ist die Freisetzung des *Growth Hormone Releasing Factor* (GHRF) aus der Adenohypophyse (9).

Der pharmakologische und vermutlich auch der physiologische Haupteffekt von Ghrelin bestehen in der spontanen Auslösung der Nahrungsaufnahme in Säugetieren (10-15). Zudem wurde gezeigt, dass Ghrelin unmittelbar vor einer Mahlzeit, oder unter den Bedingungen des Fastens, sowie nach erfolgreicher Körpergewichtsabnahme im Blutplasma erhöht ist (16-19). Erhöhte Ghrelin-Spiegel im Blut können auch beim Prader-Willi-Syndrom des Menschen beobachtet werden (20). Beim Prader-Willi-Syndrom könnten die erhöhten Ghrelin-Spiegel in der Blutzirkulation die Ursache für die zu beobachtende Hyperphagie darstellen (20).

1.3 Molekularer Aufbau und Syntheseorte von Ghrelin
Die biochemische Besonderheit des aus 28 Aminosäuren bestehenden Peptidhormons Ghrelin ist der Besitz einer Octanoyl-Gruppe, welche kovalent an die Aminosäure Serin in Position 3 am N-terminalen Ende

der Peptidkette gebunden ist (9). Die Esterbindung zwischen Serin und der Fettsäure wird durch das Enzym *Ghrelin-O-Acyltransferase* (GOAT) katalysiert (21). Die Veresterung von Ghrelin mit der Octanoyl-Gruppe ist hierbei vermutlich für die biologische Aktivität des Gesamtpeptids verantwortlich; insbesondere für den Transport von Ghrelin über die Blut-Hirn-Schranke ist die Octanoyl-Gruppe nötig (22). Vergleichende Sequenzanalysen von Ghrelin innerhalb der Vertebraten zeigen, dass die Anordnung der Aminosäuren innerhalb des Peptids konservativ erhalten ist. Die evolutionäre Konservierung der Aminosäuresequenz innerhalb der Wirbeltiere unterstreicht, dass Ghrelin eine bedeutsame biologische Funktion im Organismus innehaben könnte (23).

Das Peptid Ghrelin wird hauptsächlich in neuroendokrinen Zellen des Magens, den sogenannten X/A-ähnlichen Zellen im Magenfundus, gebildet und bei Bedarf in die Blutzirkulation sezerniert (24). Der Nachweis von Ghrelin gelang, neben einigen peripheren Organen, auch in der Adenohypophyse, in Nervenzellclustern im Bereich des Dritten Gehirnventrikels sowie im Nucleus arcuatus (ARC) des Hypothalamus (25-27).

Kürzlich konnten Stengel *et al.* berichten, dass der Nesfatin-1 Precursor NUCB2 in der Magenmukosa von Ratten sehr stark auf der RNA-Ebene sowie auf der Protein-Ebene vertreten ist (28). Die Expression im Magengewebe war hierbei stärker als in anderen Organ- bzw. Gewebetypen (Gehirn, Herz etc.) der Ratte (28). Immunhistologische Expressionsanalysen belegen, dass während des Fastens die Ghrelin-Konzentration im Magen der Maus erhöht ist (29). Diese Beobachtung impliziert eine ansteigende Produktion und Abgabe von Ghrelin während des Fastens. Im Gegensatz hierzu konnte eine Runterregulation der NUCB2 mRNA im Magengewebe von Ratten beobachtet werden (28). Die Arbeitsgruppe von Nils W.G. Lambrecht in Los Angeles konnte beobachten, dass in X/A-ähnlichen Zellen der Magenmukosa von Ratten sowohl Ghrelin als auch NUCB2/Nesfatin-1 miteinander, aber in unterschiedlichen zytoplasmatischen Vesikeln, lokalisiert sind (28). Denkbar ist hier, dass Ghrelin und Nesfatin-1 von diesen Zellen, entsprechend der metabolischen Ausgangssituation des Organismus, freigesetzt werden. In tierexperimentellen Studien wurde belegt, dass die intrazerebroventrikuläre oder systemische Verabreichung von Nesfatin-1, im Gegensatz zum orexigenen Ghrelin, einen inhibitorischen Effekt auf die Nahrungsaufnahme in Ratten aufweist. Der Nachweis von Nesfatin-1 in Ghrelin immunreaktiven X/A-ähnlichen Zellen des Magens könnte also auf einen interessanten peripheren bidirektionalen regulatorischen Mechanismus hinweisen.

1.4 Desacyl-Ghrelin

Neben Ghrelin existiert eine weitere Ghrelinvariante ohne den Octanoyl-Rest, das so genannte Desacyl-Ghrelin (DAG). Unklar ist, ob DAG ein Abbauprodukt des Ghrelin darstellt oder aber separat in Magenzellen gebildet wird (23). Neuere Veröffentlichungen weisen zudem auf eine Sättigungsfunktion im Säugerorganismus hin (30). Beachtenswert ist u.a. in diesem Kontext, dass DAG auch zu einer neuronalen Aktivierung von CRF-Neuronen im PVN führt (31). Der inhibitorische Effekt von DAG auf die Nahrungsaufnahme wird durch Untersuchungen an transgenen Mäusen, welche DAG überexprimieren, gestützt. So weisen diese Tiere im Vergleich zum Wildtyp eine deutlich geringere Nahrungsaufnahme, ein reduziertes Körpergewicht, sowie einen niedrigeren Körperfettanteil auf (32). Des Weiteren konnte beobachtet werden, dass auch die Magenentleerung verzögert war (33). An dieser Stelle sei jedoch erwähnt, dass die Sättigungsfunktion von DAG umstritten ist und zum Teil widersprüchliche Ergebnisse berichtet wurden (34;35).

1.5 Zentralnervöse Wirkungsorte von Ghrelin

In experimentellen Tierstudien wurde gezeigt, dass Ghrelin über zentralnervöse Regelkreise im Gehirn wirkt. Hierbei nimmt der ARC im Hypothalamus eine Schlüsselposition ein. Wird Ghrelin izv oder systemisch in Nagern injiziert, so kann eine neuronale Aktivität u. a. im ARC beobachtet werden (36;37). Die neuronale Aktivität wurde hierbei über den Transkriptionsfaktor c-Fos, einem Translationsprodukt des „immediate-early-gere" *c-fos,* immunhistochemisch in Gehirnschnitten nachgewiesen. Neuropeptiderge Phänotypisierungen der aktivierten Nervenzellen belegt, dass die aktivierten Zellen zur Subpopulation der Neuropeptide Y (NPY)/Agouti-Related Peptide (AgRP)-Neurone gehören (15). Diese Beobachtung, dass Ghrelin zu einer neuronalen Aktivierung von NPY/AgRP-Neuronen führt, ist interessant, da angenommen wird, dass diese Neuronensubpopulation im ARC bei der Induktion von Nahrungsaufnahme eine Rolle spielt (15;38). Im Einklang mit dieser Hypothese steht auch die Beobachtung, dass die intrazerebroventrikuläre Applikation von NPY und AgRP die Nahrungsaufnahme bei Ratten stimuliert (39;40), wobei das Peptid NPY diese Wirkung auf das Nahrungsaufnahmeverhalten über Bindung an NPY-Y1 und NPY-Y5 Rezeptoren vermitteln soll (39). Das Ghrelin *via* NPY/AgRP-Neurone seine Wirkung entfaltet, wird auch durch die Beobachtung gestützt, dass die Injektion von Ghrelin keinerlei Effekt auf die Nahrungsaufnahme in NPY/AgRP-defizienten Mäusen besitzt (38). Ferner wurde nachgewiesen, dass der Ghrelin-Rezeptor, der GHS-R1a, von NPY/AgRP-Neuronen im ARC exprimiert wird (27). Neben diesem Kernareal sind jedoch auch andere Gehirnkerne primär oder sekundär an der Ghrelin-Wirkung beteiligt (36).

Neuere Untersuchungen stützen die Hypothese, dass peripheres Ghrelin seine Wirkung zumindest partiell über afferente vagale Fasern zum

Hirnstamm vermittelt (14). Kürzlich konnte demonstriert werden, dass die periphere Injektion von Ghrelin die Expression der Dopamin–ß-Hydroxylase im NTS stimuliert. Ferner konnte gezeigt werden, dass eine Reduktion der durch Ghrelin induzierten Nahrungsaufnahme durch α_1- oder β_2-Rezeptorantagonisten möglich war (41).

1.6 Die gastrointestinalen Peptidhormone Cholecystokinin und Bombesin

Cholecystokinin (CCK) wird im Gastrointestinaltrakt hauptsächlich in den enteroendokrinen Zellen (I-Zellen) des Duodenum und des Jejunum gebildet (42;43). Durch posttranslationale oder extrazelluläre Modifikationen können unterschiedliche CCK-Varianten entstehen, wobei drei CCK-Fragmente vorherrschen (CCK-8, CCK-33 und CCK-58) (44-46). Die pharmakologische Wirkung von CCK wird hierbei über zwei unterschiedliche Rezeptortypen vermittelt: der CCK-A (CCK$_1$; A=alimentary)-Rezeptor ist hauptsächlich im Gastrointestinaltrakt lokalisiert, wohingegen die CCK-B (CCK$_2$; B=brain)-Rezeptoren hauptsächlich im Gehirn lokalisiert sind; sie konnten aber auch im Magen und an afferenten Fasern des N. vagus detektiert werden (47-50).

1970 konnte erstmals der Beweis erbracht werden, dass die periphere Injektion von CCK vor einer Mahlzeit zu einer dosisabhängigen Reduktion der Mahlzeitgröße führt(51-53). Die Injektion von CCK führt nicht nur im Nagetier, sondern auch im Menschen zu einer Sättigung (54;55). Der Sättigungseffekt von peripherem CCK wird hierbei über CCK-A Rezeptoren vermittelt und ist an intakte afferente vagale Fasern, die zum Hirnstamm ziehen, gebunden (56;57). Vagotomie oder die chemische Deafferenzierung vagaler Fasern durch das Neurotoxin Capsaicin führten zu einer Abschwächung des CCK-Effektes auf das Sättigungsverhalten (56;57). Andere Untersuchungen unterstreichen insbesondere die funktionelle Bedeutung von CCK-A Rezeptoren für die

Sättigungsregulation durch peripheres CCK. So führt beispielsweise die Gabe von CCK-A Rezeptor-Antagonisten (z.B. Devazepide) bei Versuchstieren zu einem Anstieg der konsumierten Nahrung (58). Auch das subjektive Sattheitsgefühl konnte durch die Gabe eines CCK-A Rezeptor-Antagonisten (Loxiglumide) bei Menschen gesenkt werden (59). Die Verabreichung eines CCK-B Rezeptor-Antagonisten (L 365,260) hingegen hatte keinen Effekt auf die Nahrungsaufnahme von Primaten (60).

Heute ist allgemein anerkannt, dass die systemische Injektion von CCK zu einer Aktivierung von Neuronen führt, die im paraventrikulären Nucleus des Hypothalamus (PVN), im Locus coeruleus (LC), im Nucleus tractus solitarius (NTS) und der Area postrema (AP) lokalisiert sind (61;62). Zusätzlich konnte gezeigt werden, dass die Freisetzung von endogenem CCK nach Nahrungseintritt in das Darmlumen zu einer Induktion von c-Fos in diesen Gehirnkernen führt (62;63). Diese Beobachtungen weisen darauf hin, dass peripheres CCK seine Wirkung u. a. über zentralnervöse Mechanismen entfaltet. Die neuronale Aktivierung einiger durch CCK aktivierbarer hypothalamischer Gehirnkerne erfolgt via katecholaminerger Projektion (64-67). Diese katecholaminergen Projektionsfasern entspringen der A2-Zellgruppe im NTS des Hirnstamms (68). Tierexperimentelle Arbeiten lassen vermuten, dass peripheres CCK, partiell über katecholaminerge Fasern, zu einer neuronalen Aktivierung im PVN führt. Die aktivierten Nervenzellen enthalten zum Teil Corticotrophin-Releasing Factor (CRF) oder Oxytocin (69). Beide Neuropeptide inhibieren die Nahrungsaufnahme nach intrazerebroventrikulärer Injektion im Nager (70;71). Die Nahrungsaufnahme in Tieren kann auch durch die izv Injektion von CART oder Nesfatin-1 reduziert werden (72-74).

Bombesin (BBS) ist ein Tetradecapeptid und wurde erstmals 1971 aus der Amphibienhaut der europäischen Kröte *Bombina bombina* isoliert (75). In Säugetieren existieren verschiedene Bombesin-ähnliche Peptide, die eine strukturelle Homologie zu BBS aufweisen. Zu diesen strukturellen Homologen gehören das Gastrin Releasing Peptide (GRP) und das Neuromedin B (76). BBS bindet mit sehr hoher Affinität an den GRP-Rezeptor (BB_2) und an den Neuromedin B-Rezeptor (BB_1). Diese Typen von Rezeptoren sind im Verdauungstrakt und im ZNS weit verbreitet (76). Gezeigt wurde, dass die periphere oder zentralnervöse Verabreichung von BBS oder GRP die Nahrungsaufnahme bei Versuchstieren über eine Bindung an BB_1 und BB_2-Rezeptoren in einer großen Anzahl von Tierarten und im Menschen hemmt (76-81). Daher wird angenommen, dass BBS an der Initiierung der Beendigung einer Mahlzeit involviert ist (76-81). Im Gegensatz zu Ghrelin oder CCK erfolgt die Informationsübermittlung nicht über vagal afferente Mechanismen (14), sondern die anorexigene Wirkung von BBS wird über afferente spinale Projektionen zum Gehirn übermittelt (56;82).

1.7 Das Ziel der hier vorgestellten Forschungsarbeiten
In der industrialisierten Welt sind Übergewicht und Adipositas die Hauptursache für zahlreiche schwere Folgeerkrankungen mit hohen Mortalitätsraten und die Weltgesundheitsorganisation (WHO) stellte hierzu fest, dass die Adipositas derzeit eine der größten Bedrohungen für die menschliche Gesundheit ist (83). Vor diesem Hintergrund ist die Aufklärung der Mechanismen von Hunger und Sättigung wichtig. Neben der Aufklärung der neuronalen Mechanismen, welche der Regulation von Hunger und Sättigung zugrunde liegen, ist daher auch die pharmakologische Modulation dieser Mechanismen von großer Bedeutung. Im Rahmen der hier vorgestellten Forschungsarbeiten sollen daher die folgenden grundlagenorientierten Themen bearbeitet werden, um das Verständnis über die Regulationsmechanismen der

Nahrungsaufnahme sowie deren pharmakologische Beeinflussung zu erweitern.

Hierbei soll die Interaktion von peripherem orexigenen Ghrelin mit anorexigenen Peptidmediatoren aus dem Gastrointestinaltrakt untersucht werden. Speziell soll in verhaltensbiologischen Studien aufgeklärt werden, ob DAG, CCK, BBS und Amylin einen Einfluss auf die durch Ghrelin-induzierbare Nahrungsaufnahme ausüben. Ergänzend sollen die neuronalen Mechanismen der hierbei involvierten Gehirnkerne untersucht werden. Zudem soll in einer verhaltensbiologischen sowie neuronalen Aktivitätsstudie festgestellt werden, ob exogenes orexigenes Ghrelin durch ein neuartiges Pharmakon (Anti-Ghrelin-Spiegelmer) im Tiermodell blockiert werden kann.

2. Eigene Arbeiten

In diesem Kapitel werden die relevanten Originalarbeiten im Einzelnen aufgeführt. Sternchen (*) verweisen auf eine geteilte Erstautorenschaft.

2.1 Peripheres CCK unterdrückt die orexigene Wirkung von peripherem Ghrelin

Wir konnten berichten, dass die simultane intraperitoneale Injektion von Ghrelin und CCK-8S zu einer signifikanten Inhibition der durch Ghrelin induzierten Nahrungsaufnahme führt und dass die simultane Injektion von CCK-8S die durch peripheres Ghrelin ausgelöste Induktion von c-Fos im ARC signifikant hemmt. Veränderungen wurden in dem durch CCK-8S induzierten c-Fos-Muster im Hirnstamm und Hypothalamus nicht beobachtet.

[Kobelt P, Tebbe JJ, Tjandra I, Stengel A, Bae HG, Andresen V, van der Voort IR, Veh RW, Werner CR, Klapp BF, Wiedenmann B, Wang L, Taché Y, Mönnikes H. CCK inhibits the orexigenic effect of peripheral ghrelin. *American Journal of Physiology -Regulatory Integrative and Comparative Physiology-* 2005 288:R751-R758.]

Verweis auf:

Am J Physiol Regul Integr Comp Physiol. 2005 Mar;288(3):R751-8.

CCK inhibits the orexigenic effect of peripheral ghrelin.

Kobelt P, Tebbe JJ, Tjandra I, Stengel A, Bae HG, Andresen V, van der Voort IR, Veh RW, Werner CR, Klapp BF, Wiedenmann B, Wang L, Taché Y, Mönnikes H.

CCK and ghrelin exert antagonistic effects on ingestive behavior. The aim of the present study was to investigate the interaction between ghrelin and CCK administered peripherally on food intake and neuronal activity in specific hypothalamic and brain stem nuclei, as assessed by c-Fos-like immunoreactivity (c-FLI) in non fasted rats. Ghrelin (13 microg/kg body wt) injected intraperitoneally significantly increased the cumulative food intake when measured at 30 min and 1 h after injection, compared with the vehicle group (2.9 +/- 1.0 g/kg body wt vs. 1.2 +/- 0.5 g/kg body wt, $P < 0.028$). Sulfated CCK octapeptide (CCK-8S) (2 or 25 microg/kg body wt) injected simultaneously blocked the orexigenic effect of ghrelin (0.22 +/- 0.13 g/kg body wt, $P < 0.001$ and 0.33 +/- 0.23 g/kg body wt, $P < 0.0008$), while injected alone, both doses of CCK-8S exerted a non-significant trend to reduce food intake. Ghrelin (13 microg/kg body wt ip) markedly increased the number of c-FLI positive neurons per section in the arcuate nucleus (ARC) compared with vehicle (median: 31.35 vs. 9.86, $P < 0.0001$). CCK-8S (2 or 25 microg/kg body wt ip) had no effect on neuronal activity in the ARC, as assessed by c-FLI (median: 5.33 and 11.21 cells per section), but blocked the ghrelin-induced increase of c-fos expression in this area when both peptides were administered simultaneously (median: 13.33 and 12.86 cells per section, respectively). Ghrelin at this dose had no effect on CCK induced stimulation of c-fos expression in the paraventricular nucleus of the hypothalamus and the nucleus of the solitary tract. These results suggest that CCK abolishes ghrelin-induced food intake through dampening increased ARC neuronal activity.

PMID: 15550621

2.2 Bombesin aber nicht Amylin blockiert die durch peripheres Ghrelin induzierte Nahrungsaufnahme dosisabhängig in Ratten

Bombesin und das aus 37 Aminosäuren bestehende Peptid Amylin induzieren Sättigung sowohl bei Nagetieren als auch bei Menschen (84-86). Vor diesem Hintergrund wollten wir feststellen, ob weitere Sättigungsfaktoren einen Einfluss auf die Ghrelin induzierte Nahrungsaufnahme haben. So konnten wir beobachten, dass die durch peripheres Ghrelin vermittelte Nahrungsaufnahme bei einer Dosis von 8 µg Bombesin /kg wirksam unterdrückt wird. Eine geringere Dosis von Bombesin hatte keinen Effekt auf die Ghrelin-induzierte Nahrungsaufnahme. Der durch die simultane Injektion von Ghrelin und Bombesin induzierte Effekt auf die Nahrungsaufnahme wird von Veränderungen im c-Fos-Expressionsmuster des PVN begleitet. Immunhistochemische Doppelfärbungen gegen c-Fos und CRF zeigen, dass hierbei CRF-Neurone im PVN von Bedeutung sind. Im Gegensatz zu Bombesin oder CCK induziert das Peptid Amylin keine Hemmung der durch Ghrelin induzierten Nahrungsaufnahme in Ratten.

[Kobelt P, Goebel M, Stengel A, Schmidtmann M, van der Voort IR, Tebbe JJ, Veh RW, Klapp BF, Wiedenmann B, Wang L, Taché Y, Mönnikes H. Bombesin but not amylin blocks the orexigenic effect of peripheral ghrelin. *American Journal of Physiology -Regulatory Integrative and Comparative Physiology-* 2006 291(4):R903-13.]

Verweis auf:

Am J Physiol Regul Integr Comp Physiol. 2006 Oct;291(4):R903-13.

Bombesin, but not amylin, blocks the orexigenic effect of peripheral ghrelin.

Kobelt P, Goebel M, Stengel A, Schmidtmann M, van der Voort IR, Tebbe JJ, Veh RW, Klapp BF, Wiedenmann B, Wang L, Taché Y, Mönnikes H.

The interaction between ghrelin and bombesin or amylin administered intraperitoneally on food intake and brain neuronal activity was assessed by Fos-like immunoreactivity (FLI) in non fasted rats. Ghrelin (13 microg/kg ip) increased food intake compared with the vehicle group when measured at 30 min (g/kg: 3.66 +/- 0.80 vs. 1.68 +/- 0.42, $P < 0.0087$). Bombesin (8 microg/kg) injected intraperitoneally with ghrelin (13 microg/kg) blocked the orexigenic effect of ghrelin (1.18 +/- 0.41 g/kg, $P < 0.0002$). Bombesin alone (4 and 8 microg/kg ip) exerted a dose-related non significant reduction of food intake (g/kg: 1.08 +/- 0.44, $P > 0.45$ and 0.55 +/-0.34, $P > 0.16$, respectively). By contrast, ghrelin-induced stimulation of food intake (g/kg: 3.96 +/- 0.56 g/kg vs. vehicle 0.82 +/- 0.59, $P < 0.004$) was not altered by amylin (1 and 5 microg/kg ip) (g/kg: 4.37 +/- 1.12, $P > 0.69$, and 3.01 +/- 0.78, respectively, $P > 0.37$). Ghrelin increased the number of FLI-positive neurons/section in the arcuate nucleus (ARC) compared with vehicle (median: 42 vs. 19, $P < 0.008$). Bombesin alone (4 and 8 microg/kg ip) did not induce FLI neurons in the paraventricular nucleus of the hypothalamus (PVN) and coadministered with ghrelin did not alter ghrelin-induced FLI in the ARC. However, bombesin (8 microg/kg) with ghrelin significantly increased neuronal activity in the PVN approximately threefold compared with vehicle and approximately 1.5-fold compared with the ghrelin group.

Bombesin (8 microg/kg) with ghrelin injected intraperitoneally induced Fos expression in 22.4 +/- 0.8% of CRF-immunoreactive neurons in the PVN. These results suggest that peripheral bombesin, unlike amylin, inhibits peripheral ghrelin induced food intake and enhances activation of CRF neurons in the PVN.

Comment in Am J Physiol Regul Integr Comp Physiol. 2006 Oct;291(4):R900-2. PMID:16644908

2.3 Desacyl-Ghrelin blockiert die Ghrelin induzierte Nahrungsaufnahme in Ratten

Wir konnten erstmals beobachten, dass Desacyl-Ghrelin (DAG) in pharmakologischen Dosierungen die durch Ghrelin induzierte Nahrungsaufnahme in Ratten vermindert. Wir konnten allerdings auch zeigen, dass die singuläre Gabe von DAG in gefasteten Tieren keinen inhibitorischen Effekt auf die Nahrungsaufnahme ausübt. Interessant ist die Beobachtung, dass die simultane Injektion von Ghrelin und DAG das durch Ghrelin induzierbare c-Fos-Muster im ARC verändert. Die neuronale Aktivität im ARC entsprach hier dem durch DAG verursachten Aktivitätsmuster. Hierbei waren etwa 55% der aktivierten Neurone positiv für das anorexigene Nesfatin-1.

[Inhoff T*, Mönnikes H, Noetzel S, Stengel A*, Goebel M, Dinh QT, Riedl A, Bannert N, Wisser AS, Wiedenmann B, Klapp BF, Taché Y, Kobelt P. Desacyl ghrelin inhibits the orexigenic effect of peripheral injected ghrelin in rats. *Peptides* 2008 29(12):2159-68.]

Verweis auf:

Peptides. 2008 Dec;29(12):2159-68.

Desacyl ghrelin inhibits the orexigenic effect of peripherally injected ghrelin in rats.

Inhoff T, Mönnikes H, Noetzel S, Stengel A, Goebel M, Dinh QT, Riedl A, Bannert N, Wisser AS, Wiedenmann B, Klapp BF, Taché Y, Kobelt P.

Studies showed that the metabolic unlike the neuroendocrine effects of ghrelin could be abrogated by co-administered unacylated ghrelin. The aim was to investigate the interaction between ghrelin and desacyl ghrelin administered intraperitoneally on food intake and neuronal activity (c-Fos) in the arcuate nucleus in non-fasted rats. Ghrelin (13 microg/kg) significantly increased food intake within the first 30 min postinjection. Desacyl ghrelin at 64 and 127 microg/kg injected simultaneously with ghrelin abolished the stimulatory effect of ghrelin on food intake. Desacyl ghrelin alone at both doses did not alter food intake. Both doses of desacyl ghrelin injected separately in the light phase had no effects on food intake when rats were fasted for 12h. Ghrelin and desacyl ghrelin (64 microg/kg) injected alone increased the number of Fos positive neurons in the arcuate nucleus compared to vehicle. The effect on neuronal activity induced by ghrelin was significantly reduced when injected simultaneously with desacyl ghrelin. Double labeling revealed that nesfatin-1immunoreactive neurons in the arcuate nucleus are activated by simultaneous injection of ghrelin and desacyl ghrelin. These results suggest that desacyl ghrelin suppresses ghrelin-induced food intake by curbing ghrelin-induced increased neuronal activity in the arcuate nucleus and recruiting nesfatin-1 immunopositive neurons.

PMID:18938204; PMCID: PMC2586396

2.4 Das Verteilungsmuster von Nesfatin-1 und phospho-mTOR im Nucleus arcuatus

Immunhistologische Kolokalisierungsstudien ermöglichen oft einen tieferen Einblick in potentielle regulative Vorgänge. Vor diesem Hintergrund untersuchten wir das Verteilungsmuster von Nesfatin-1, phospho-mTOR, CART und NPY im ARC. Wir konnten berichten, dass Nesfatin-1 nicht nur, wie bereits beschrieben, mit CART (74), sondern auch mit phospho-mTOR sowie mit NPY kolokalisiert ist. Zusätzlich konnten wir die bereits bekannten Kolokalisierungsdaten anderer Arbeitsgruppen verifizieren (74;87). Insbesondere die Kolokalisierung von phospho-mTOR mit Nesfatin-1 ist interessant, da Nesfatin-1 sowie phospho-mTOR eine inhibitorische Wirkung auf die Nahrungsaufnahme ausüben.

[Inhoff T*, Stengel A*, Peter L, Goebel M, Taché Y, Bannert N, Wiedenmann B, Klapp BF, Mönnikes H, Kobelt P. Novel insight in distribution of nesfatin-1 and phospho-mTOR in the arcuate nucleus of the hypothalamus of rats. *Peptides* 2010 31: 257-262.]

Verweis auf:

Peptides 2010 Feb;31(2):257-62.

Novel insight in distribution of nesfatin-1 and phospho-mTOR in the arcuate nucleus of the hypothalamus of rats.

Inhoff T, Stengel A, Peter L, Goebel M, Taché Y, Bannert N, Wiedenmann B, Klapp BF, Mönnikes H, Kobelt P.

Recently, two proteins have been localized in the arcuate nucleus (ARC) and implicated in the regulation of food intake: the serine-threonine-kinase mammalian target of rapamycin (mTOR) as part of the TOR signaling complex 1 (TORC1), and nesfatin-1 derived from the precursor protein nucleobindin2. However, the exact cell types are not well described. Therefore, we performed double-labeling studies for NPY, CART, nesfatin-1 and pmTOR in the ARC. In this study, we showed that nesfatin-1 is not only intracellularly co-localized with cocaine- and amphetamine regulated transcript (CART) peptide as reported before, but also with phospho-mTOR (pmTOR) and neuropeptide Y (NPY) in ARC neurons. Quantification revealed that 59+/-5% of the pmTOR-immunoreactive (ir) neurons were immunoreactive for nesfatin-1. Moreover, double labeling for nesfatin-1 and NPY exhibited that 19+/-5% of the NPY positive cells were also immunoreactive for nesfatin-1. Furthermore, we could also confirm results from previous studies, showing that the majority of nesfatin-1 neurons are also positive for CART peptide, whereas most of the pmTOR is co-localized with NPY and only to a lesser extent with CART.

PMID:19961888

2.5 Das Anti-Ghrelin Spiegelmer L-NOX-B11 hemmt den orexigenen Effekt von peripherem Ghrelin

Spiegelmere sind chirale Nukleinsäuren, die in einem evolutiven Labor-Prozess konstruiert werden und eine hochspezifische Bindung mit einer definierten Zielstruktur eingehen. In unserer Studie wurde das Spiegelmer L-NOX-B11® *in vivo* getestet, das die Eigenschaft besitzt, Ghrelin *in vitro* zu binden. Wir konnten zeigen, dass L-NOX-B11® die pharmakologische Wirkung von peripher injiziertem Ghrelin hinsichtlich der Nahrungsaufnahme dosisabhängig aufhebt. Versuchstiere, welche mit L-NOX-B11® und Ghrelin behandelt wurden, zeigten auch keine durch Ghrelin induzierte neuronale Aktivierung im ARC. Diese Ergebnisse demonstrieren erstmals, dass Spiegelmere *in vivo* aktiv sind.

[Kobelt P[*], Helmling S[*], Stengel A, Wlotzka B, Andresen V, Klapp BF, Wiedenmann B, Klussmann S, Mönnikes H. Anti-ghrelin SPIEGELMER NOX-B11 inhibits neurostimulatory and orexigenic effects of peripheral ghrelin in rats. *Gut* 2006 55:788-792.]

Verweis auf:

Gut. 2006 Jun;55(6):788-92.

Anti-ghrelin Spiegelmer NOX-B11 inhibits neurostimulatory and orexigenic effects of peripheral ghrelin in rats.

Kobelt P, Helmling S, Stengel A, Wlotzka B, Andresen V, Klapp BF, Wiedenmann B, Klussmann S, Mönnikes H.

BACKGROUND AND AIMS: Ghrelin, the natural ligand of the growth hormone secretagogue receptor 1a, is the most powerful peripherally active orexigenic agent known. In rodents, ghrelin administration stimulates growth hormone release, food intake, and adiposity. Because of these effects, blocking of ghrelin has been widely discussed as a potential treatment for obesity. Spiegelmer NOX-B11 is a synthetic oligonucleotide, which was previously shown to bind ghrelin. We examined the effects of NOX-B11 on ghrelin induced neuronal activation and food intake in non fasted rats. METHODS: Animals received various doses of NOX-B11, inactive control Spiegelmer, or vehicle intravenously. Ghrelin or vehicle was administered intraperitoneally 12 hours later and food intake was measured over four hours. Neuronal activation was assessed as c-Fos-like immunoreactivity in the arcuate nucleus. RESULTS: Treatment with NOX-B11 30 nmol suppressed ghrelin induced c-Fos-like immunoreactivity in the arcuate nucleus and blocked the ghrelin induced increase in food intake within the first half hour after ghrelin injection (mean 1.13 (SEM 0.59) g/kg body weight; 4.94 (0.63) g/kg body weight versus 0.58 (0.58) g/kg body weight; $p<0.0001$). Treatment with NOX-B11 1 nmol or control Spiegelmer had no effect whereas treatment with NOX-B11 10 nmol showed an intermediate effect on ghrelin induced food intake. CONCLUSIONS: Spiegelmer NOX-B11 suppresses ghrelin induced food intake and c-Fos induction in the arcuate nucleus in rats. The use of an anti-ghrelin Spiegelmer could be an innovative new approach to inhibit the biological action of circulating ghrelin. This may be of particular relevance to conditions associated with elevated plasma ghrelin, such as the Prader-Willi syndrome.

Comment in Gut. 2006 Jun;55(6):754-5.

PMID: 15994217 ; PMCID: PMC1856241

4. Diskussion

Das bei Eintritt von Nahrung in den oberen Dünndarm freigesetzte CCK ist an der Kurzzeit-Regulation der Sättigung involviert (51-53). Systemische CCK-Injektion führt zur c-Fos-Expression im NTS, der AP und im PVN (62). Ghrelin hingegen stimuliert die Nahrungsaufnahme und induziert c-Fos im ARC des Hypothalamus (15). Hier konnten wir beobachten, dass die simultane intraperitoneale Injektion von Ghrelin und CCK-8S zu einer signifikanten Inhibition der durch Ghrelin vermittelten Nahrungsaufnahme führt, und dass die simultane Injektion von CCK die durch peripheres Ghrelin ausgelöste Induktion von c-Fos im ARC blockiert. Der neuronale Mechanismus dieser Hemmung auf die Ghrelin-Wirkung durch CCK ist bisher unklar. Allerdings weisen elektrophysiologische Untersuchungen darauf hin, dass Ghrelin die elektrische Aktivität von afferenten vagalen Fasern reduziert (14). Dieselbe Arbeitsgruppe konnte berichten, dass diese afferenten Fasern des N. vagus den GHS-R auf ihrer Oberfläche tragen (88). Im Gegensatz zu Ghrelin erhöht CCK die elektrische Aktivität von afferenten vagalen Fasern (14). Die gegenläufigen Effekte von Ghrelin und CCK auf die elektrische Vagusaktivität können daher die Ursache der gegenläufigen Wirkung der Peptide auf die Nahrungsaufnahme sein. Nicht nur die simultane Injektion von Ghrelin und CCK, sondern auch die Vorbehandlung der Tiere mit CCK, führt zu einer Hemmung der Ghrelin induzierbaren Nahrungsaufnahme (14).

Ähnlich wie bei CCK erfolgt die Freisetzung der Peptide BBS und Amylin postprandial. BBS bewirkt nach systemischer Applikation eine neuronale Aktivierung im NTS und bei hoher Dosis im PVN (89;90). Amylin hingegen vermittelt seine inhibitorische Wirkung auf die Nahrungsaufnahme (84) über die AP im Hirnstamm (85). Hierbei erfolgt die Wirkungsvermittlung humoral und nicht über afferente vagale Fasern wie beim CCK (91-93).

Während bei der simultanen Injektion von CCK und Ghrelin die Effekte von Ghrelin auf die neuronalen Aktivitäten im ARC nicht mehr nachweisbar sind, konnten wir bei der BBS-Ghrelin-Interaktion den inhibitorischen Effekt auf die neuronale Aktivität im ARC nicht beobachten. Vielmehr beobachteten wir eine Steigerung in der Anzahl von aktivierten Neuronen im PVN. Dieses Ergebnis verweist auf einen anderen neuronalen Mechanismus als bei der Interaktion von CCK und Ghrelin. Ein beachtlicher Teil der aktivierten PVN-Neuronen nach simultaner Injektion von Ghrelin und BBS sind CRF immunreaktiv. Die Freisetzung von CRF könnte dazu führen, dass der stimulative Effekt von Ghrelin auf die Nahrungsaufnahme aufgehoben wird. Die Verhaltensbiologie hierzu zeigte bei der verwendeten Dosis von 8 µg BBS und 13 µg Ghrelin /kg Körpergewicht eine deutliche Inhibition der Nahrungsaufnahme bei den Laborratten. Eine geringere Dosis von 4 µg BBS und 13 µg Ghrelin /kg Körpergewicht zeigte hingegen keine Blockade der Ghrelin induzierten Nahrungsaufnahme. BBS vermittelt seine pharmakologischen Effekte auf die Nahrungsaufnahme nicht über vagale Afferenzen (56;82). Die intrazerebroventrikuläre Injektion von CRF übt eine Hemmung auf die Nahrungsaufnahme aus (94). Daher ist es nicht unwahrscheinlich, dass BBS seine Effekte über CRF-Neurone im PVN vermittelt. Interessant ist die Beobachtung, dass im Goldfisch (*Carassius auratus*) die Injektion von BBS zu einer verminderten Ghrelin-Expression im Magen führt (95). Das Peptid Amylin hat in unseren Versuchen keinen Effekt auf die Ghrelin induzierte Nahrungsaufnahme. Man kann davon ausgehen, dass Amylin über einen komplett anderen neuronalen Mechanismus im Gehirn die Nahrungsaufnahme inhibiert.

DAG unterscheidet sich vom orexigen wirksamen Ghrelin durch das Fehlen der hydrophoben Octanoyl-Gruppe am Ser^3. Diese Modifikation ist für die orexinogene Wirkung von Ghrelin notwendig, um an den GHS-R1a zu binden (96;97). Ein spezifischer Rezeptor für DAG ist unbekannt. Chen et al. konnten berichten, dass DAG nach peripherer oder intrazerebroventrikulärer Injektion die Nahrungsaufnahme in Nagetieren hemmt (31). Für die Hemmung der Nahrungsaufnahme durch DAG sollen Nervenzellen im ARC und im PVN des Hypothalamus verantwortlich sein (31). Weitere Studien demonstrieren, dass transgene Tiere, die DAG überexprimieren, eine verminderte Nahrungsaufnahme sowie ein geringeres Körpergewicht aufweisen (33). Im Gegensatz hierzu, berichten Toshinai et al., dass DAG nach intrazerebroventrikulärer Injektion die Nahrungsaufnahme forciert und dass die periphere Injektion des Peptids keinen Effekt auf die Nahrungsaufnahme in Nagetieren verursacht (35). Es gibt Hinweise, dass DAG einen Gegenspieler von Ghrelin hinsichtlich der Energiehomöostase, sowie beim Glucose-Metabolismus, darstellt (33;98). In unserer Studie konnten wir nachweisen, dass simultan injiziertes DAG und Ghrelin die durch Ghrelin induzierbare Nahrungsaufnahme hemmt. Interessant ist die Beobachtung, dass bei gefasteten Tieren eine Hemmung der Nahrungsaufnahme durch DAG jedoch nicht zu beobachten war, obgleich in gefasteten Tieren die Ghrelin-Spiegel hoch sind. Diese Beobachtung ist konsistent mit Ergebnissen an gefasteten Mäusen, bei denen DAG keinen Effekt auf die Nahrungsaufnahme ausübt (34).

In Übereinstimmung mit anderen Forschungsarbeiten (31;33) konnten wir berichten, dass DAG eine neuronale Aktivität sowohl im lateralen als auch im ventralen Bereich des ARC induziert. Die Injektion von DAG in Mäusen verursacht einen Anstieg der CART mRNA im Hypothalamus (33). Die Injektion von CART-Peptid in den lateralen Gehirnventrikel bewirkt eine Reduktion der Nahrungsaufnahme in Versuchstieren

(73;99). Wir konnten berichten, dass die Behandlung mit DAG und Ghrelin zu einer neuronalen Aktivität im ARC führt. Das c-Fos-Verteilungsmuster nach simultaner Injektion von DAG und Ghrelin entsprach hierbei jenem Verteilungsmuster, das man nach singulärer Injektion von DAG erhält. Im Gegensatz hierzu führt die Einzelinjektion von Ghrelin zu einer neuronalen Aktivität im ventralen Anteil des ARC. Die neuropeptiderge Phänotypisierung nach simultaner Injektion von Ghrelin und DAG zeigte, dass etwa 50% der aktivierten ARC-Neurone immunreaktiv für das anorexinogen wirksame Nesfatin-1 sind. Kürzlich wurde berichtet, dass Nesfatin-1 partiell in Nervenzellen, die positiv für das CART-Peptid sind, kolokalisiert ist (74;100). Als Erklärung für diese Beobachtung ist vorstellbar, dass beide Neuropeptide synergistisch eine Hemmung der Nahrungsaufnahme bewirken, oder aber, dass Nesfatin-1 intrazellulär regulatorische Funktionen bei der CART-Synthese besitzt. Die neuropeptiderge Analyse in unserer Studie zeigte zudem, dass auch ein geringer Anteil von aktivierten Neuronen nach Einzelinjektion von Ghrelin immunreaktiv für Nesfatin-1 ist. Das ist verwunderlich, da man heute davon ausgeht, dass Ghrelin seine Wirkung auf die Nahrungsaufnahme über orexinogene NPY/AgRP-Neurone im ARC vermittelt (15). Weiterführende neuropeptiderge Studien aus unserem Labor belegen, dass ein geringer Prozentsatz von NPY/AgRP-Neuronen im ARC tatsächlich mit Nesfatin-1 kolokalisiert ist. Die physiologische Bedeutung dieser Kolokalisierung ist bisher unbekannt. Das Peptid Nesfatin-1 konnte von uns außerdem in phospho-mTOR positiven ARC-Neuronen detektiert werden. Man kann hier spekulieren, dass die Kinase mTOR einen intrazellularen Einfluss auf die Nesfatin-1-Synthese besitzt. Ergebnisse aus anderen Arbeitsgruppen hinsichtlich einer neuropeptidergen Kolokalisierung von phospho-mTOR mit NPY oder Nesfatin-1 mit CART konnten von uns bestätigt werden (74;87).

Eine weitere Möglichkeit, die Ghrelin vermittelte Nahrungsaufnahme zu blockieren, ist die pharmakologische „Neutralisierung" des in der Blutzirkulation befindlichen Ghrelin (101) Insbesondere bei Erkrankungen wie dem Prader-Labhard-Willi-Franconi-Syndrom kann es therapeutisch sinnvoll sein, die hohen Ghrelin-Spiegel in der Blutzirkulation zu senken, da die beobachtete Hyperphagie bei dieser Erkrankung partiell auf die hohen Ghrelin-Spiegel zurückgeführt wird (20;102). Spiegelmere sind chirale Nukleinsäuren, die spezifische Bindungen mit definierten Zielstrukturen eingehen können (101). Das Spiegelmer L-NOX-B11® bindet das Hungerhormon Ghrelin hochspezifisch *in vitro* (101). Unsere Experimente zeigten, dass intravenös injiziertes Spiegelmer L-NOX-B11® wirkungsvoll und dosisabhängig intraperitoneal injiziertes Ghrelin bindet, d. h. in den behandelten Tieren kam es nicht zur Ghrelin induzierten Nahrungsaufnahme und es erfolgte keine neuronale Aktivierung in ARC-Neuronen. L-NOX-B11® wirkt ausschließlich in der Blutzirkulation und kann die Blut-Hirn-Schranke nicht überschreiten (101). Studien anderer Arbeitsgruppen berichten, dass die chronische Infusion mit L-NOX-B11 in adipösen Mäusen eine Gewichtsreduktion sowie eine verminderte Nahrungsaufnahme induziert (103). Das Spiegelmer L-NOX-B11 könnte daher ein modernes zukünftiges Pharmakon für die Behandlung von Adipositas darstellen.

5. Zusammenfassung

Neben zahlreichen anderen Peptiden regulieren die gastrointestinalen Moleküle Ghrelin, Cholecystokinin, Bombesin und Amylin die Nahrungsaufnahme im Säuger. Ghrelin wird u.a. in den X/A-ähnlichen Zellen der Magenmukosa gebildet und bewirkt im Experiment eine Nahrungsaufnahme in Mensch und Tier. Im Gegensatz zum Ghrelin induzieren alle anderen gastrointestinalen Peptide eine Sättigung im Organismus.

Wir konnten zeigen, dass periphere Mediatoren wie CCK, desacyl-Ghrelin oder Bombesin, nicht aber Amylin, die Wirkung von peripher appliziertem Ghrelin auf die Nahrungsaufnahme in Ratten neutralisieren. Hierbei sind die Mechanismen der beteiligten inhibitorischen Peptide auf die Hemmung der Ghrelin-vermittelten Nahrungsaufnahme von unterschiedlicher Natur. So blockiert CCK die Ghrelin induzierbare c-Fos-Bildung in ARC-Neuronen. Bombesin in einer unterschwelligen Dosis (die keinen Effekt auf die c-Fos Bildung im PVN ausübt), simultan injiziert mit Ghrelin, induziert wiederrum die c-Fos-Bildung in CRF-Neuronen des PVN. Vermutlich erfolgt die Hemmung der Ghrelin-vermittelten Nahrungsaufnahme durch die Aktivierung dieser CRF-Neurone. DAG blockiert, wie CCK und Bombesin, die durch peripheres Ghrelin induzierte Nahrungsaufnahme in Ratten. Hierbei kommt es zu einer Abschwächung der Ghrelin induzierten c-Fos-Bildung im ARC. Bei diesem inhibitorischen Prozess auf die Ghrelin induzierte Nahrungsaufnahme sind vermutlich Nesfatin-1-Neurone beteiligt. Nesfatin-1 konnte von uns auch in phospho-mTOR positiven ARC-Neuronen beobachtet werden. Möglicherweise wirken Nesfatin-1 und phospho-mTOR inhibitorisch synergistisch auf die Nahrungsaufnahme ein.

Die Ghrelin vermittelte Nahrungsaufnahme kann nicht nur durch gastrointestinale Peptide gehemmt werden, sondern auch durch sogenannte Spiegelmere, welche Ghrelinmoleküle binden und damit den biologischen Effekt auf die Nahrungsaufnahme blockieren. Wir konnten zeigen, dass das Spiegelmer L-NOX-B11® die Ghrelin-Wirkung auf die Nahrungsaufnahme nach peripherer Injektion dosisabhängig blockiert. Zusätzlich wird die Ghrelin induzierte neuronale Aktivierung im ARC durch L-NOX-B11® unterbunden. Diese Effekte lassen sich nur dadurch erklären, dass L-NOX-B11® die Ghrelinmoleküle im Kreislaufsystem bindet und damit neutralisiert. L-NOX-B11® könnte hiermit ein potentielles Therapeutikum für das Prader-Labhard-Willi-Franconi-Syndrom sein; bei dieser Erkrankung sind die Ghrelin-Spiegel im Plasma erhöht.

6. Literatur

(1) Bowers CY, Momany F, Reynolds GA et al. Structure-activity relationships of a synthetic pentapeptide that specifically releases growth hormone in vitro. *Endocrinology* 1980;**106**(3):663-7.

(2) Bowers CY, Momany FA, Reynolds GA et al. On the in vitro and in vivo activity of a new synthetic hexapeptide that acts on the pituitary to specifically release growth hormone. *Endocrinology* 1984;**114**(5):1537-45.

(3) Ghigo E, Arvat E, Gianotti L et al. Growth hormone-releasing activity of hexarelin, a new synthetic hexapeptide, after intravenous, subcutaneous, intranasal, and oral administration in man. *J Clin Endocrinol Metab* 1994;**78**(3):693-8.

(4) Deghenghi R, Cananzi MM, Torsello A et al. GH-releasing activity of Hexarelin, a new growth hormone releasing peptide, in infant and adult rats. *Life Sci* 1994;**54**(18):1321-8.

(5) Smith RG, Palyha OC, Feighner SD et al. Growth hormone releasing substances: types and their receptors. *Horm Res* 1999;**51 Suppl 3**:1-8.

(6) Papotti M, Ghe C, Cassoni P et al. Growth hormone secretagogue binding sites in peripheral human tissues. *J Clin Endocrinol Metab* 2000;**85**(10):3803-7.

(7) Gnanapavan S, Kola B, Bustin SA et al. The tissue distribution of the mRNA of ghrelin and subtypes of its receptor, GHS-R, in humans. *J Clin Endocrinol Metab* 2002;**87**(6):2988.

(8) Howard AD, Feighner SD, Cully DF et al. A receptor in pituitary and hypothalamus that functions in growth hormone release. Science 1996;**273**(5277):974-7.

(9) Kojima M, Hosoda H, Date Y et al. Ghrelin is a growth-hormone-releasing acylated peptide from stomach. Nature 1999;**402**(6762):656-60.

(10) Nakazato M, Murakami N, Date Y et al. A role for ghrelin in the central regulation of feeding. Nature 2001;**409**(6817):194-8.

(11) Tschop M, Smiley DL, Heiman ML. Ghrelin induces adiposity in rodents. Nature 2000;**407**(6806):908-13.

(12) Wren AM, Small CJ, Ward HL et al. The novel hypothalamic peptide ghrelin stimulates food intake and growth hormone secretion. Endocrinology 2000;**141**(11):4325-8.

(13) Wren AM, Seal LJ, Cohen MA et al. Ghrelin enhances appetite and increases food intake in humans. J Clin Endocrinol Metab 2001;**86**(12):5992.

(14) Date Y, Murakami N, Toshinai K et al. The role of the gastric afferent vagal nerve in ghrelin-induced feeding and growth hormone secretion in rats. Gastroenterology 2002;**123**(4):1120-8.

(15) Wang L, Saint-Pierre DH, Tache Y. Peripheral ghrelin selectively increases Fos expression in neuropeptide Y - synthesizing neurons in mouse hypothalamic arcuate nucleus. Neurosci Lett 2002;**325**(1):47-51.

(16) Cummings DE, Purnell JQ, Frayo RS *et al*. A preprandial rise in plasma ghrelin levels suggests a role in meal initiation in humans. *Diabetes* 2001;**50**(8):1714-9.

(17) Shiiya T, Nakazato M, Mizuta M *et al*. Plasma ghrelin levels in lean and obese humans and the effect of glucose on ghrelin secretion. *J Clin Endocrinol Metab* 2002;**87**(1):240-4.

(18) Hansen TK, Dall R, Hosoda H *et al*. Weight loss increases circulating levels of ghrelin in human obesity. *Clin Endocrinol (Oxf)* 2002;**56**(2):203-6.

(19) Salbe AD, Tschop MH, DelParigi A *et al*. Negative relationship between fasting plasma ghrelin concentrations and ad libitum food intake. *J Clin Endocrinol Metab* 2004;**89**(6):2951-6.

(20) DelParigi A, Tschop M, Heiman ML *et al*. High circulating ghrelin: a potential cause for hyperphagia and obesity in prader-willi syndrome. *J Clin Endocrinol Metab* 2002;**87**(12):5461-4.

(21) Yang J, Zhao TJ, Goldstein JL *et al*. Inhibition of ghrelin O-acyltransferase (GOAT) by octanoylated pentapeptides. *Proc Natl Acad Sci U S A* 2008;**105**(31):10750-5.

(22) Banks WA, Tschop M, Robinson SM *et al*. Extent and direction of ghrelin transport across the blood-brain barrier is determined by its unique primary structure. *J Pharmacol Exp Ther* 2002;**302**(2):822-7.

(23) Kojima M, Kangawa K. Ghrelin: structure and function. *Physiol Rev* 2005;**85**(2):495-522.

(24) Dornonville de la CC, Bjorkqvist M, Sandvik AK *et al*. A-like cells in the rat stomach contain ghrelin and do not operate under gastrin control. *Regul Pept* 2001;**99**(2-3):141-50.

(25) Korbonits M, Bustin SA, Kojima M *et al*. The expression of the growth hormone secretagogue receptor ligand ghrelin in normal and abnormal human pituitary and other neuroendocrine tumors. *J Clin Endocrinol Metab* 2001;**86**(2):881-7.

(26) Cowley MA, Smith RG, Diano S *et al*. The distribution and mechanism of action of ghrelin in the CNS demonstrates a novel hypothalamic circuit regulating energy homeostasis. *Neuron* 2003;**37**(4):649-61.

(27) Mondal MS, Date Y, Yamaguchi H *et al*. Identification of ghrelin and its receptor in neurons of the rat arcuate nucleus. *Regul Pept* 2005;**126**(1-2):55-9.

(28) Stengel A, Goebel M, Yakubov I *et al*. Identification and characterization of nesfatin-1 immunoreactivity in endocrine cell types of the rat gastric oxyntic mucosa. *Endocrinology* 2009;**150**(1):232-8.

(29) Hiejima H, Nishi Y, Hosoda H *et al*. Regional distribution and the dynamics of n-decanoyl ghrelin, another acyl-form of ghrelin, upon fasting in rodents. *Regul Pept* 2009;**156**(1-3):47-56.

(30) Chen CY, Chao Y, Chang FY *et al*. Intracisternal des-acyl ghrelin inhibits food intake and non-nutrient gastric emptying in conscious rats. *Int J Mol Med* 2005;**16**(4):695-9.

(31) Chen CY, Inui A, Asakawa A *et al*. Des-acyl ghrelin acts by CRF type 2 receptors to disrupt fasted stomach motility in conscious rats. *Gastroenterology* 2005;**129**(1):8-25.

(32) Ariyasu H, Takaya K, Iwakura H *et al*. Transgenic mice overexpressing des-acyl ghrelin show small phenotype. *Endocrinology* 2005;**146**(1):355-64.

(33) Asakawa A, Inui A, Fujimiya M *et al*. Stomach regulates energy balance via acylated ghrelin and desacyl ghrelin. *Gut* 2005;**54**(1):18-24.

(34) Neary NM, Druce MR, Small CJ *et al*. Acylated ghrelin stimulates food intake in the fed and fasted states but desacylated ghrelin has no effect. *Gut* 2006;**55**(1):135.

(35) Toshinai K, Yamaguchi H, Sun Y *et al*. Des-acyl ghrelin induces food intake by a mechanism independent of the growth hormone secretagogue receptor. *Endocrinology* 2006;**147**(5):2306-14.

(36) Lawrence CB, Snape AC, Baudoin FM *et al*. Acute central ghrelin and GH secretagogues induce feeding and activate brain appetite centers. *Endocrinology* 2002;**143**(1):155-62.

(37) Hewson AK, Dickson SL. Systemic administration of ghrelin induces Fos and Egr-1 proteins in the hypothalamic arcuate nucleus of fasted and fed rats. *J Neuroendocrinol* 2000;**12**(11):1047-9.

(38) Chen HY, Trumbauer ME, Chen AS *et al*. Orexigenic action of peripheral ghrelin is mediated by neuropeptide Y and agouti-related protein. *Endocrinology* 2004;**145**(6):2607-12.

(39) Kalra SP, Dube MG, Fournier A et al. Structure-function analysis of stimulation of food intake by neuropeptide Y: effects of receptor agonists. *Physiol Behav* 1991;**50**(1):5-9.

(40) Rossi M, Kim MS, Morgan DG et al. A C-terminal fragment of Agouti-related protein increases feeding and antagonizes the effect of alpha-melanocyte stimulating hormone in vivo. *Endocrinology* 1998;**139**(10):4428-31.

(41) Date Y, Shimbara T, Koda S et al. Peripheral ghrelin transmits orexigenic signals through the noradrenergic pathway from the hindbrain to the hypothalamus. *Cell Metab* 2006;**4**(4):323-31.

(42) Larsson LI, Rehfeld JF. Distribution of gastrin and CCK cells in the rat gastrointestinal tract. Evidence for the occurrence of three distinct cell types storing COOH-terminal gastrin immunoreactivity. *Histochemistry* 1978;**58**(1-2):23-31.

(43) Buchan AM, Polak JM, Solcia E et al. Electron immunohistochemical evidence for the human intestinal I cell as the source of CCK. *Gut* 1978;**19**(5):403-7.

(44) Rehfeld JF, Sun G, Christensen T et al. The predominant cholecystokinin in human plasma and intestine is cholecystokinin-33. *J Clin Endocrinol Metab* 2001;**86**(1):251-8.

(45) Eberlein GA, Eysselein VE, Hesse W-H et al. Detection of cholecystokinin-58 in human blood by inhibition of degradation. *Am J Physiol* 1987;**253**(4 Pt 1):G477-G482.

(46) Larsson LI, Rehfeld JF. Localization and molecular heterogeneity of cholecystokinin in the central and peripheral nervous system. *Brain Res* 1979;**165**(2):201-18.

(47) Wank SA, Harkins R, Jensen RT *et al.* Purification, molecular cloning, and functional expression of the cholecystokinin receptor from rat pancreas. *Proc Natl Acad Sci U S A* 1992;**89**(7):3125-9.

(48) Hill DR, Campbell NJ, Shaw TM *et al.* Autoradiographic localization and biochemical characterization of peripheral type CCK receptors in rat CNS using highly selective nonpeptide CCK antagonists. *J Neurosci* 1987;**7**(9):2967-76.

(49) Honda T, Wada E, Battey JF *et al.* Differential Gene Expression of CCK(A) and CCK(B) Receptors in the Rat Brain. *Mol Cell Neurosci* 1993;**4**(2):143-54.

(50) de WA, Pisegna JR, Huppi K *et al.* Molecular cloning, functional expression and chromosomal localization of the human cholecystokinin type A receptor. *Biochem Biophys Res Commun* 1993;**194**(2):811-8.

(51) Smith GP, Gibbs J. Cholecystokinin: a putative satiety signal. *Pharmacol Biochem Behav* 1975;**3**(1 Suppl):135-8.

(52) Gibbs J, Falasco JD, McHugh PR. Cholecystokinin-decreased food intake in rhesus monkeys. *Am J Physiol* 1976;**230**(1):15-8.

(53) Gibbs J, Smith GP. Cholecystokinin and satiety in rats and rhesus monkeys. *Am J Clin Nutr* 1977;**30**(5):758-61.

(54) Muurahainen N, Kissileff HR, Derogatis AJ *et al.* Effects of cholecystokinin-octapeptide (CCK-8) on food intake and gastric emptying in man. *Physiol Behav* 1988;**44**(4-5):645-9.

(55) Geary N, Kissileff HR, Pi-Sunyer FX et al. Individual, but not simultaneous, glucagon and cholecystokinin infusions inhibit feeding in men. *Am J Physiol* 1992;**262**(6 Pt 2):R975-R980.

(56) Smith GP, Jerome C, Gibbs J. Abdominal vagotomy does not block the satiety effect of bombesin in the rat. *Peptides* 1981;**2**(4):409-11.

(57) Ritter RC, Ladenheim EE. Capsaicin pretreatment attenuates suppression of food intake by cholecystokinin. *Am J Physiol* 1985;**248**(4 Pt 2):R501-R504.

(58) Hewson G, Leighton GE, Hill RG et al. The cholecystokinin receptor antagonist L364,718 increases food intake in the rat by attenuation of the action of endogenous cholecystokinin. *Br J Pharmacol* 1988;**93**(1):79-84.

(59) Beglinger C, Degen L, Matzinger D et al. Loxiglumide, a CCK-A receptor antagonist, stimulates calorie intake and hunger feelings in humans. *Am J Physiol Regul Integr Comp Physiol* 2001;**280**(4):R1149-R1154.

(60) Moran TH, Ameglio PJ, Peyton HJ et al. Blockade of type A, but not type B, CCK receptors postpones satiety in rhesus monkeys. *Am J Physiol* 1993;**265**(3 Pt 2):R620-R624

(61) Chen DY, Deutsch JA, Gonzalez MF et al. The induction and suppression of c-fos expression in the rat brain by cholecystokinin and its antagonist L364,718. *Neurosci Lett* 1993;**149**(1):91-4.

(62) Monnikes H, Lauer G, Arnold R. Peripheral administration of cholecystokinin activates c-fos expression in the locus coeruleus/subcoeruleus nucleus, dorsal vagal complex and

paraventricular nucleus via capsaicin-sensitive vagal afferents and CCK-A receptors in the rat. *Brain Res* 1997;**770**(1-2):277-88.

(63) Wang L, Cardin S, Martinez V et al. Duodenal loading with glucose induces fos expression in rat brain: selective blockade by devazepide. *Am J Physiol* 1999;**277**(3 Pt 2):R667-R674.

(64) Ricardo JA, Koh ET. Anatomical evidence of direct projections from the nucleus of the solitary tract to the hypothalamus, amygdala, and other forebrain structures in the rat. *Brain Res* 1978;**153**(1):1-26.

(65) Sawchenko PE, Swanson LW. Central noradrenergic pathways for the integration of hypothalamic neuroendocrine and autonomic responses. *Science* 1981;**214**(4521):685-7.

(66) Sawchenko PE, Swanson LW. The organization of noradrenergic pathways from the brainstem to the paraventricular and supraoptic nuclei in the rat. *Brain Res* 1982;**257**(3):275-325.

(67) Sawchenko PE, Benoit R, Brown MR. Somatostatin 28-immunoreactive inputs to the paraventricular and supraoptic nuclei: principal origin from non-aminergic neurons in the nucleus of the solitary tract. *J Chem Neuroanat* 1988;**1**(2):81-94.

(68) Rinaman L, Hoffman GE, Dohanics J et al. Cholecystokinin activates catecholaminergic neurons in the caudal medulla that innervate the paraventricular nucleus of the hypothalamus in rats. *J Comp Neurol* 1995;**360**(2):246-56.

(69) Verbalis JG, Stricker EM, Robinson AG et al. Cholecystokinin activates C-fos expression in hypothalamic oxytocin and

corticotropin-releasing hormone neurons. *J Neuroendocrinol* 1991;**3**(2):205-13.

(70) Olson BR, Drutarosky MD, Chow MS et al. Oxytocin and an oxytocin agonist administered centrally decrease food intake in rats. *Peptides* 1991;**12**(1):113-8.

(71) Olson BR, Drutarosky MD, Stricker EM et al. Brain oxytocin receptors mediate corticotropin-releasing hormone-induced anorexia. *Am J Physiol* 1991;**260**(2 Pt 2):R448-R452.

(72) Vrang N, Tang-Christensen M, Larsen PJ et al. Recombinant CART peptide induces c-Fos expression in central areas involved in control of feeding behaviour. *Brain Res* 1999;**818**(2):499-509.

(73) Kristensen P, Judge ME, Thim L et al. Hypothalamic CART is a new anorectic peptide regulated by leptin. *Nature* 1998;**393**(6680):72-6.

(74) Oh I, Shimizu H, Satoh T et al. Identification of nesfatin-1 as a satiety molecule in the hypothalamus. *Nature* 2006;**443**(7112):709-12.

(75) Anastasi A, Erspamer V, Bucci M. Isolation and structure of bombesin and alytesin, 2 analogous active peptides from the skin of the European amphibians Bombina and Alytes. *Experientia* 1971;**27**(2):166-7.

(76) Moody TW, Merali Z. Bombesin-like peptides and associated receptors within the brain: distribution and behavioral implications. *Peptides* 2004;**25**(3):511-20.

(77) Flynn FW. Effects of fourth ventricle bombesin injection on meal-related parameters and grooming behavior. *Peptides* 1991;**12**(4):761-5.

(78) Gutzwiller JP, Drewe J, Hildebrand P *et al*. Effect of intravenous human gastrin-releasing peptide on food intake in humans. *Gastroenterology* 1994;**106**(5):1168-73.

(79) Kulkosky PJ, Gibbs J, Smith GP. Behavioral effects of bombesin administration in rats. *Physiol Behav* 1982;**28**(3):505-12.

(80) Taylor IL, Garcia R, Elashoff J. Effects of vagotomy on satiety induced by gastrointestinal hormones in the rat. *Physiol Behav* 1985;**34**(6):957-61.

(81) Woods SC, Stein LJ, Figlewicz DP *et al*. Bombesin stimulates insulin secretion and reduces food intake in the baboon. *Peptides* 1983;**4**(5):687-91.

(82) Michaud D, Anisman H, Merali Z. Capsaicin-sensitive fibers are required for the anorexic action of systemic but not central bombesin. *Am J Physiol* 1999;**276**(6 Pt 2):R1617-R1622.

(83) Wynne K, Stanley S, Bloom S. The gut and regulation of body weight. *J Clin Endocrinol Metab* 2004;**89**(6):2576-82.

(84) Chance WT, Balasubramaniam A, Stallion A *et al*. Anorexia following the systemic injection of amylin. *Brain Res* 1993;**607**(1-2):185-8.

(85) Lutz TA, Mollet A, Rushing PA *et al*. The anorectic effect of a chronic peripheral infusion of amylin is abolished in area

postrema/nucleus of the solitary tract (AP/NTS) lesioned rats. *Int J Obes Relat Metab Disord* 2001;**25**(7):1005-11.

(86) Lutz TA. Amylinergic control of food intake. *Physiol Behav* 2006;**89**(4):465-71.

(87) Cota D, Proulx K, Smith KA et al. Hypothalamic mTOR signaling regulates food intake. *Science* 2006;**312**(5775):927-30.

(88) Date Y, Toshinai K, Koda S et al. Peripheral interaction of ghrelin with cholecystokinin on feeding regulation. *Endocrinology* 2005;**146**(8):3518-25.

(89) Bonaz B, De GR, Tache Y. Peripheral bombesin induces c-fos protein in the rat brain. *Brain Res* 1993;**600**(2):353-7.

(90) Li BH, Rowland NE. Peripherally and centrally administered bombesin induce Fos-like immunoreactivity in different brain regions in rats. *Regul Pept* 1996;**62**(2-3):167-72.

(91) Gedulin BR, Rink TJ, Young AA. Dose-response for glucagonostatic effect of amylin in rats. *Metabolism* 1997;**46**(1):67-70.

(92) Lutz TA, Del PE, Scharrer E. Subdiaphragmatic vagotomy does not influence the anorectic effect of amylin. *Peptides* 1995;**16**(3):457-62.

(93) Morley JE, Flood JF, Horowitz M et al. Modulation of food intake by peripherally administered amylin. *Am J Physiol* 1994;**267**(1 Pt 2):R178-R184.

(94) Krahn DD, Gosnell BA, Levine AS et al. Behavioral effects of corticotropin-releasing factor: localization and characterization of central effects. *Brain Res* 1988;**443**(1-2):63-9.

(95) Canosa LF, Unniappan S, Peter RE. Periprandial changes in growth hormone release in goldfish: role of somatostatin, ghrelin, and gastrin-releasing peptide. *Am J Physiol Regul Integr Comp Physiol* 2005;**289**(1):R125-R133.

(96) Hosoda H, Kojima M, Matsuo H et al. Ghrelin and des-acyl ghrelin: two major forms of rat ghrelin peptide in gastrointestinal tissue. *Biochem Biophys Res Commun* 2000;**279**(3):909-13.

(97) Muccioli G, Baragli A, Granata R et al. Heterogeneity of ghrelin/growth hormone secretagogue receptors. Toward the understanding of the molecular identity of novel ghrelin/GHS receptors. *Neuroendocrinology* 2007;**86**(3):147-64.

(98) Gauna C, Delhanty PJ, Hofland LJ et al. Ghrelin stimulates, whereas des-octanoyl ghrelin inhibits, glucose output by primary hepatocytes. *J Clin Endocrinol Metab* 2005;**90**(2):1055-60.

(99) Wang C, Billington CJ, Levine AS et al. Effect of CART in the hypothalamic paraventricular nucleus on feeding and uncoupling protein gene expression. *Neuroreport* 2000;**11**(14):3251-5.

(100) Brailoiu GC, Dun SL, Brailoiu E et al. Nesfatin-1: distribution and interaction with a G protein-coupled receptor in the rat brain. *Endocrinology* 2007;**148**(10):5088-94.

(101) Helmling S, Maasch C, Eulberg D et al. Inhibition of ghrelin action in vitro and in vivo by an RNA-Spiegelmer. *Proc Natl Acad Sci U S A* 2004;**101**(36):13174-9.

(102) Cummings DE, Clement K, Purnell JQ et al. Elevated plasma ghrelin levels in Prader Willi syndrome. Nat Med 2002;**8**(7):643-4.

(103) Shearman LP, Wang SP, Helmling S et al. Ghrelin neutralization by a ribonucleic acid-SPM ameliorates obesity in diet-induced obese mice. Endocrinology 2006;**147**(3):1517-26.

7. Tierversuchsgenehmigungen

Für alle hier dargestellten und geschilderten Tierversuche lagen entsprechende Tierversuchsgenehmigungen durch das Landesamt für Arbeitsschutz, Gesundheitsschutz und technische Sicherheit in Berlin vor (G 0089/03; G 02772/04 und G 0053-06, sowie ggf. entsprechende Erweiterungsanträge).

8. Abkürzungsverzeichnis

AgRP	Agouti-Related Peptide
ARC	Nucleus arcuatus
AP	Area postrema
BB1	Neuromedin B-Rezeptor
BB2	GRP-Rezeptor
BBS	Bombesin
CART	Cocaine- and amphetamine-regulated transcript
CCK	Cholecystokinin
CCK-A (CCK1)	Peripherer CCK-Rezeptor (a=alimentary)
CCK-B (CCK2)	Zentraler CCK-Rezeptor (b=brain)
c-Fos	Transkriptionsfaktor
CRF	Corticotrophin-Releasing Factor
DAG	Desacyl-Ghrelin
GHS	Growth-Hormone-Secretagogue
GHS-R	Growth Hormone Secretagogue-Receptor
GI-Trakt	Gastrointestinaltrakt
GOAT	Ghrelin-O-Acyltransferase
GRP	Gastrin Releasing Peptide
HPA-Achse	Hypothalamus-Hypophysen-Nebennierenrinden-
IZV	Intrazerebroventrikulär
LC	Locus coeruleus
mRNA	Messenger-RNA
mTOR	mammalian Target Of Rapamycin
NPY	Neuropeptide Y
NUCB2/Nesfatin-	NUCB2-encoded satiety and fat influencing protein
NTS	Nucleus tractus solitarius
PVN	Nucleus paraventricularis
Ser	Serin
WHO	Weltgesundheitsorganisation
ZNS	Zentralnervensystem

9. Danksagung

Mein ganz besonderer und herzlicher Dank gilt Herrn **Prof. Dr. med. Burghard F. Klapp**, Direktor der Medizinischen Klinik mit Schwerpunkt Psychosomatik, Charité-Universitätsmedizin Berlin, Campus Mitte. Herr Prof. Klapp förderte alle Forschungsprojekte finanziell ausgesprochen großzügig. Er verstand es vorzüglich zu motivieren, nicht aufzugeben und beharrlich am Ziel zu bleiben. Mit diesen besonderen Eigenschaften ausgestattet, konnten viele Forschungsprojekte realisiert werden. Zudem war Herr Prof. Klapp immer ein exzellenter Ansprechpartner für wissenschaftliche Fragen und sehr fruchtbaren Diskussionen.

Mein Dank gilt zudem Herrn **Prof. Dr. med. Hubert Mönnikes**, Direktor der Inneren Medizin im Martin Luther Krankenhaus Berlin. Herr Prof. Mönnikes führte mich in die wissenschaftliche Thematik der „Brain-Gut-Axis" ein und entzündete in mir die Leidenschaft zur Neurogastroenterologie.

Bedanken möchte ich mich bei Herrn **Prof. Dr. med. Bertram Wiedenmann**, Direktor der Medizinischen Klinik mit Schwerpunkt Hepatologie, Gastroenterologie und Stoffwechsel, Charité-Universitätsmedizin Berlin, Campus Virchow. Herr Prof. Wiedenmann war stets interessiert an wissenschaftlichen Projekten und gab die eine oder andere wertvolle Anregung zu unseren Projekten. Zudem möchte ich mich sehr bedanken dafür, dass ich in seinen Laboren über die vielen Jahre hinweg unter guten Umgebungsbedingungen forschen konnte.

Insbesondere bei meinem Kollegen Herrn **Dr. med. Andreas Stengel** (Medizinischen Klinik mit Schwerpunkt Psychosomatik, Charité-Universitätsmedizin Berlin, Campus Mitte) und seiner Ehefrau **Dr. med. Miriam Stengel** (Inneren Medizin im Martin Luther Krankenhaus Berlin) bedanke ich mich für die zahlreichen und sehr fruchtbaren Diskussionen zur Regulation der Energiehomöostase im Säuger. Lange Zeit waren diese Diskussionen nur per e-Mail möglich, da beide bei unserer Kooperationspartnerin Frau **Prof. Dr. Yvette Taché** in Los Angeles ihren wissenschaftlichen Horizont sehr erfolgreich erweitern konnten. Bei Frau Prof. Taché bedanke ich mich für die wissenschaftlichen Diskussionen und Revisionen zu unseren Manuskripten.

Bei Herrn **Prof. Dr. Rüdiger W. Veh** (Charité-Universitätsmedizin Berlin, Campus Mitte, Institut für Integrative Neuroanatomie, Abteilung Elektronenmikroskopie und molekulare Neuroanatomie) bedanke ich mich für die eine oder andere methodische Technik aus der Neuroanatomie.

Bei den ehemaligen Doktoranden unserer Arbeitsgruppe Frau **Dr. med. Yesim Avsar**, Frau **Dr. med. Ines Tjandra**, Frau **Dr. med. Anna-Sophia Habbel**, Herrn **Stefan Paulitsch**, Herrn **Steffen Noetzel**, Herrn **Tobias Inhoff** und Frau **Lisa Peter** möchte ich mich für die gute und sehr fruchtbare Zusammenarbeit bedanken. Bei unseren aktuellen Doktorandinnen Frau **Lisa Frommelt** und Frau **Vanessa Lembke** möchte ich mich für Ihren Fleiß bei der Arbeit bedanken.

Bedanken möchte ich mich auch bei Herrn **PD Dr. rer. nat. Norbert Bannert** am Robert Koch Institut, Berlin. Durch unsere gemeinsame Kooperation hatte ich stets die Möglichkeit, das konfokale Mikroskop zu nutzen - ein unschätzbares Hilfsmittel für den Neurobiologen! Bei Herrn **Dr. rer. nat. Kazimierz Madela** am Robert Koch Institut, Berlin bedanke ich mich für die eine oder andere Hilfestellung am Mikroskop.

Mein Dank gilt auch Herrn **Dr. rer. nat. Steffen Helmling** und **Herrn Dr. rer. nat. Sven Klussmann** von der NOXXON Pharma AG Berlin für die Planung der Spiegelmer-Experimente und für die Bereitstellung von gegen Ghrelin gerichteten Spiegelmeren.

Bei meinen früheren Kollegen Herrn **Dr. med. Jens Rüter** möchte ich mich für den gemeinsamen Aufbau unseres „brain-gut" Labors bedanken. Ohne seinen Fleiß wäre das eine oder andere Gerät im Labor nicht möglich gewesen.

Bedanken möchte ich mich auch bei meinen Kolleginnen Frau **PD Dr. rer. nat. Sandra Blois** und Frau **PD Dr. med. Eva Peters** für die sehr nette Kooperation im Psychosomatik-Labor. Gedankt sei aber auch den Technischen Personal in der Klinik für Psychosomatik: Herrn **Reinhard Lommel**, Frau **Evelyn Hagen**, Frau **Petra Busse**, Frau **Petra Moschansky** und Frau **Christa Josties**.

Meiner Ehefrau **Marie Luise Klinner** gilt mein ganz besonderer Dank. Durch ihre Geduld und Unterstützung über viele Jahre hinweg ebnete sie mir den Weg durch die biologisch-medizinische Wissenschaft; so hatte ich stets einen „freien Rücken"! Bedanken möchte ich mich auch dafür, dass sie den einen oder anderen Rechtschreibfehler in dieser Schrift entfernt hat.

Zuletzt bedanke ich mich bei der **Deutsche Forschungsgemeinschaft**, bei der **Sonnenfeld-Stiftung Berlin** und bei der **Charité-Universitätsmedizin Berlin** für die finanziellen Zuwendungen zu unseren Forschungsprojekten.

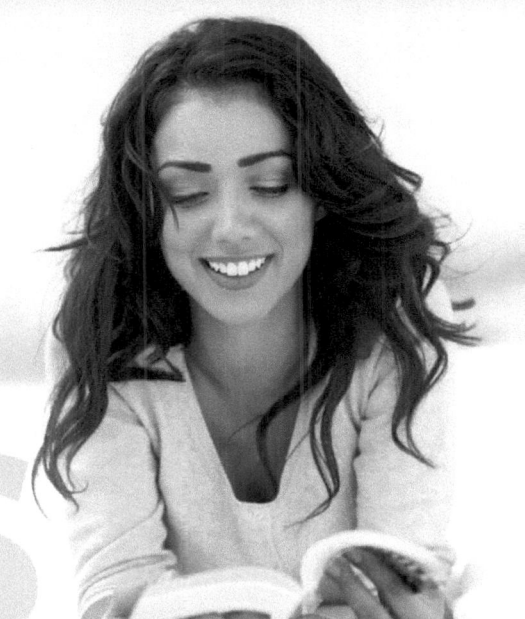
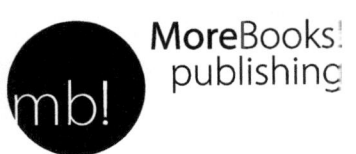

i want morebooks!

Buy your books fast and straightforward online - at one of world's fastest growing online book stores! Environmentally sound due to Print-on-Demand technologies.

Buy your books online at
www.get-morebooks.com

Kaufen Sie Ihre Bücher schnell und unkompliziert online – auf einer der am schnellsten wachsenden Buchhandelsplattformen weltweit! Dank Print-On-Demand umwelt- und ressourcenschonend produziert.

Bücher schneller online kaufen
www.morebooks.de

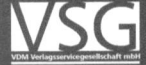

VDM Verlagsservicegesellschaft mbH
Heinrich-Böcking-Str. 6-8   Telefon: +49 681 3720 174   info@vdm-vsg.de
D - 66121 Saarbrücken   Telefax: +49 681 3720 1749   www.vdm-vsg.de

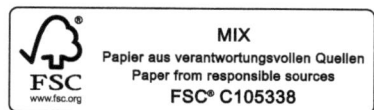

Printed by Books on Demand GmbH, Norderstedt / Germany